# 43 Ricette naturali contro il cancro della pelle per proteggere e ravvivare il Derma:

## Aiuta la pelle ad essere più sana velocemente nutrendo il tuo corpo con le sostanze nutrienti adeguate e vitamine di cui ha Bisogno

di

## Joe Correa CSN

## DIRITTO D'AUTORE

Questa pubblicazione è stata progettata per fornire informazioni accurate e autorevoli per quanto riguarda la materia disciplinata. Viene venduto con la consapevolezza che né l'autore né l'editore si impegnano a fornire consulenza medica. Se è necessario, consultare uno specialista. Questo libro è considerato una guida e non deve essere usato in alcun modo potenzialmente dannoso per la salute. Consultare un medico prima di iniziare questo piano nutrizionale per assicurarsi che sia adatto al caso.

## RINGRAZIAMENTI

Questo libro è dedicato ai miei amici e parenti che hanno avuto malattie lievi o gravi e che mi hanno permesso di trovare una soluzione e apportare le modifiche necessarie alle loro vite.

# 43 Ricette naturali contro il cancro della pelle per proteggere e ravvivare il Derma:

## Aiuta la pelle ad essere più sana velocemente nutrendo il tuo corpo con le sostanze nutrienti adeguate e vitamine di cui ha Bisogno

di

## Joe Correa CSN

# CONTENUTI

## CENNI SULL'AUTORE

Dopo anni di ricerca, credo onestamente negli effetti positivi che una corretta alimentazione può avere su tutto il corpo e sulla mente. La mia conoscenza ed esperienza mi hanno aiutato a vivere in modo più sano nel corso degli anni e ho condiviso questo metodo con la famiglia e gli amici. Quanto più si sa di mangiare e bere sano, tanto prima si vorranno cambiare gli stili di vita e le abitudini alimentari.

La nutrizione è una parte fondamentale nel processo di mantenersi in buona salute e vivere più a lungo, quindi meglio iniziare da subito. Il primo passo è il più importante e il più significativo.

# INTRODUZIONE

43 Ricette naturali contro il cancro della pelle per proteggere e ravvivare il derma: Aiuta la pelle ad essere più sana velocemente nutrendo il tuo corpo con le sostanze nutrienti adeguate e vitamine di cui ha bisogno

Di Joe Correa CSN

Una dieta varia e sana ti fornirà le vitamine e le sostanze nutritive necessarie per mantenere il sistema immunitario forte e ridurrà il rischio di cancro della pelle. Facendo alcuni piccoli cambiamenti nella tua dieta aumenterai la tua capacità di combattere il cancro della pelle.

Alcuni studi suggeriscono di consumare almeno 35 porzioni settimanali di verdure, tra cui broccoli, radicchio, pomodoro, cavolfiore e cavolo. Inoltre, le verdure a foglia verde scuro come spinaci, barbabietole, foglie di cavolo dovrebbero essere parte della tua alimentazione quotidiana. La ragione è che questi alimenti contengono un gran numero di potenti antiossidanti e varie sostanze bioattive che diminuiscono il rischio di melanoma.

Grazie ai benefici anti-infiammatori presenti negli alimenti ad alto contenuto di omega-3, come ad esempio il pesce grasso, si consiglia di includerli nei pasti, almeno una volta a settimana.

# 43 RICETTE NATURALI CONTRO IL CANCRO DELLA PELLE PER PROTEGGERE E RAVVIVARE IL DERMA: AIUTA LA PELLE AD ESSERE PIÙ SANA VELOCEMENTE NUTRENDO IL TUO CORPO CON LE SOSTANZE NUTRIENTI ADEGUATE E VITAMINE DI CUI HA BISOGNO

## 1. Ravanello eroe

- Descrizione

I ravanelli contengono vitamina C e antiossidanti, il che li rende molto efficaci nel prevenire malattie della pelle e infiammazioni. Inserendoli regolarmente nella dieta daranno risultati fornendo una pelle sana e luminosa. I ravanelli al vapore hanno un gusto molto tenero e delizioso

- Ingredienti:
  - 20 ravanelli
  - 2 cucchiai di acqua
  - 1 cucchiaio di olio d'oliva
  - Sale e pepe qb
- Preparazione:
  - Tagliare le estremità dei ravanelli e la buccia molto sottile intorno alla metà del ravanello.
  - Stufare i ravanelli in un contenitore per microonde coperto per 8 minuti, o finché sono teneri, servire immediatamente.

- Valori nutrizionali:

Calorie: 109 Grassi: 11.6g, Carboidrati: 1.5g, Proteine: 0.4g

## 2. Asparago il grande

- Descrizione:

Asparago è una fonte eccellente di antiossidanti e contiene anche un gruppo di sostanze chiamate saponine, note per il loro effetto anti-infiammatorio. La ricerca ha dimostrato che questi due lavorano insieme per ridurre lo stress. Il nervosismo, che è molto di più rispetto al solito "stress" che le persone provano mentalmente, non è uno scenario sano per le persone che stanno sviluppando una forma di cancro.

- Ingredienti:
  - ➢ 1 chilo di asparagi
  - ➢ 1 cucchiaio di olio d'oliva
  - ➢ Sale non raffinato e pepe qb
- Preparazione:
  - ➢ Pulire gli asparagi, cosa facilmente realizzabile tagliando le estremità e pelarli totalmente.
  - ➢ Versare l'olio d'oliva sugli asparagi e mescolare.
  - ➢ Condire generosamente con sale e pepe.
  - ➢ Mettere su una griglia calda (a fuoco medio) e cuocere fino a quando l'asparago diventa tenero (girando spesso), circa 5-10 minuti.
- Valori nutrizionali:

Calorie: 112.2 Grassi: 7.5g Carboidrati: 10.3g Proteine: 5.2g

## 3. Zuppa di castagne

- Descrizione:

La ricerca ha dimostrato che le castagne offrono proprietà antiossidanti. Uno studio ha esaminato la capacità delle castagne di inibire i radicali liberi e ha scoperto che il suo potenziale antiossidante è almeno alla pari di quello di quercetina e vitamina E

- Ingredienti:
  - 3 cucchiai di olio d'oliva
  - 1 carota media, tritata finemente
  - 1 costa di sedano, tritato finemente
  - 1/2 cipolla media tritata finemente
  - 2 tazze di castagne cotte
  - 1 tazza di porto rosso
  - 1 rametto di timo
  - 3 tazze di brodo di pollo a basso contenuto di Sodio
  - 1/2 tazza di panna
  - Sale e pepe appena macinato
- Preparazione:
  - Unire la carota, il sedano e la cipolla e far cuocere a fuoco moderato, mescolando, fino a quando il tutto si sarà ammorbidito, circa 10 minuti.
  - Aggiungere le castagne e cuocere per 4 minuti.
  - Aggiungere il porto e il timo e cuocere a fuoco moderatamente alto fino a quando il porto si sarà ridotto della metà, circa 4 minuti.

> Aggiungere il brodo e portare a bollore. Coprire parzialmente e lasciar cuocere a fuoco basso per 30 minuti.

> Eliminare il rametto di timo. Aggiungere la panna alla minestra. Lavorare il tutto in un frullatore.

> Rimettere la zuppa nella casseruola e portare lentamente a ebollizione. Aggiustare di sale e pepe e servire

- Valori nutrizionali:

Calorie 345, Carboidrati: 9.6g, Proteine: 8.4g, Grasso totale: 30.1g

## 4. Insalata bavarese

- Descrizione:

Questa è come un'insalata di patate bavarese servita calda, ed è senz'altro uno dei piatti più gustosi. Questa insalata può essere preparata un paio di giorni in anticipo e portata a temperatura ambiente prima di servire.

- Ingredienti:

  - 4 patate, pelate e affettate con spessore di 1/4 di pollice
  - 2 tazze di brodo di pollo
  - 1 tazza di pancetta tritata
  - ½ tazza di cipolla, tritata
  - 1 cucchiaino di zucchero
  - 2 cucchiai di succo di limone
  - 1 cucchiaio di senape di Digione
  - ½ tazza di prezzemolo, tritato

- Preparazione:

Mettere le patate e chiuderle in un pentolino e portare lentamente a ebollizione. Cuocere fino a quando le patate sono tenere ma ancora mantengono la loro forma. Scolare il brodo, tenendone un po' da parte. Mentre le patate cuociono far dorare la pancetta in una padella. Quando è dorata e croccante metterla da parte separandola dal lardo. Sbattere insieme succo di limone, zucchero, senape e 4 cucchiai di lardo caldo. Condire con le patate, cipolle, pancetta croccante e prezzemolo. Aggiungere un po' di brodo di pollo riservato per inumidire, se necessario. Aggiustare di sale e pepe. Coprire e lasciar riposare per due ore a temperatura ambiente prima di servire.

● Valori nutrizionali:

Calorie: 318,9 Colesterolo: 24,4 mg, 729,9 mg, Carboidrati: 31 g, Proteine: 10.3 g

## 5. Zuppa di broccoli

- Descrizione:

I germogli di broccoli sono una fonte particolarmente ricca di composti che lottano contro il cancro, ma anche i broccoli stessi ne forniscono quantità significative. Per massimizzare i benefici dei broccoli, mangiarli crudo o leggermente al vapore. Consumati anche da soli i broccoli schiacciati hanno dimostrato di apportare un migliore assorbimento dei composti anticancro. Cottura può distruggere fino al 90% di sulforafano - la sostanza chiave anti-cancro nei broccoli.

- Ingredienti:
  - 3 cucchiai di fecola di patate
  - 3 cucchiai di olio d'oliva
  - 1 piccola cipolla dolce, tagliata a dadini
  - 2 gambi di sedano a dadini
  - Pepe qb
  - 6 tazze di brodo di pollo
  - 4 tazze di broccoli tritati
  - 2 tazze di latte intero biologico, latte di cocco, o latte crudo
  - 3 tazze di formaggio cheddar tagliuzzato
  - ¼-1/2 cucchiaino di noce moscata appena grattugiata

- Preparazione:
  - In una pentola, soffriggere le cipolle e il sedano finché sono teneri (circa 5 minuti).

> ➤ Aggiungere la fecola di patate e mescolare.

> ➤ Aggiungere il brodo di pollo lentamente, mescolando.

> ➤ Mescolare anche i broccoli tritati e lasciar cuocere a fuoco basso per 30 minuti.

> ➤ Mescolare nel latte e nel formaggio e permettere di farli riscaldare (circa 5 minuti in più).

> ➤ Servire con un po' di formaggio cheddar tagliuzzato.

● Valori nutrizionali:

Calorie: 261,1 Grassi: 16.5g Carboidrati: 13.8g Proteine: 15.2g

## 6. Banana epica

- Descrizione:

Questo pane è perfetto per la colazione o per uno spuntino. La banana è ottima non solo per la pelle, ma per la salute in generale. Ci sono molte sostanze nutritive potenti contenute in questo frutto che lo rendono il complemento perfetto per il pasto quotidiano.

- Ingredienti:
  - ➢ 6 uova biologiche
  - ➢ 2 banane biologiche mature in purè
  - ➢ 1 cucchiaio di miele grezzo
  - ➢ ⅓ tazza di olio di cocco fuso (raffreddato)
  - ➢ ½ cucchiaino di sale marino non raffinato
  - ➢ ½ tazza di farina di cocco
  - ➢ ½ cucchiaino di bicarbonato di Sodio
  - ➢ ½-1 tazza di noci pecan tritate

- Preparazione:
  - ➢ Preriscaldare il forno a 350 F.
  - ➢ In una grande ciotola unire le uova, il miele, e l'olio di cocco raffreddato e mescolare bene.
  - ➢ In una piccola ciotola unire la farina di cocco, il sale, il bicarbonato e mescolare bene.
  - ➢ Aggiungere gli ingredienti secchi a quelli umidi (ad eccezione della banana) e mescolare fino a quando non ci sono più grumi.
  - ➢ Inserire le banane e amalgamarle bene.

> ➤ Versare la pastella in 2 padelle piccole unte o una teglia da 15"x9".

> ➤ Cuocere in forno per 40-50 minuti o fino a doratura

- Valori nutrizionali:

Calorie: 165,8 Grassi: 12.8g Carboidrati: 9,4 g Proteine: 4.4g

## 7. Torta di carote

- Descrizione:

Le carote sono un vegetale importante da includere nella dieta, se sei preoccupato di sviluppare il cancro della pelle. A causa del loro elevato contenuto di beta-carotene, le carote sono ottime per proteggere la pelle dalle radiazioni ultraviolette nocive del sole. Anche i bambini ameranno la torta di carote.

- Ingredienti:
  - ¼ di tazza di farina di cocco
  - ¼ di cucchiaino di sale marino
  - ¼ di cucchiaino di bicarbonato di Sodio
  - 1 cucchiaino di cannella in polvere
  - 3 uova di grandi dimensioni
  - ¼ di tazza di olio di cocco
  - ¼ tazza di miele, a piacere, se necessario
  - 1 cucchiaio di estratto di vaniglia
  - 1 tazza di carote grattugiate,
  - Noci e uva passa tritate, opzionale (se si aggiunge uva passa, non più di ½ tazza, se si aggiungono noci, non più di ¼ tazza tritate e un po' da cospargere sulla parte superiore della glassa.)
  - Per la glassa di formaggio cremoso
  - 100 g di crema di formaggio biologico ammorbidito
  - 1 cucchiaino di estratto di vaniglia
  - 1 cucchiaio di miele

➢ ¼ di cucchiaino di sale marino

● Preparazione:

➢ Preriscaldare il forno a 350 ° F.

➢ Unire tutti gli ingredienti e mettere in teglia per muffin unta piena per i ⅔. Attenzione, se si desiderano muffin più grandi, si possono fare anche 8 muffin.

➢ Cuocere in forno per 18-24 minuti. Inserire uno stuzzicadenti, quando esce pulito è cotto.

➢ Per la glassa unire crema di formaggio, vaniglia, miele e sale e 3 cucchiai di acqua e miscelare ad alta velocità per 3 minuti.

➢ Questo creerà una glassa soffice e liscia. Si può mettere la glassa in un piccolo sacchetto di plastica e tagliare la punta di un angolo per usarla come siringa per dolci e cospargere la glassa sulla torta raffreddata.

● Valori nutrizionali:

Calorie: 155 Grassi: 11.1g Carboidrati: 10.3g Proteine: 3.3g

## 8. Facile insalata di acetosa

- Descrizione:

Alcuni dei benefici per la salute dell'acetosa comprendono la sua capacità di stimolare la vista, rafforzare il sistema immunitario, migliorare la digestione, costruire ossa forti, aumentare la circolazione, aumentare i livelli di energia, aiutare a prevenire il cancro, ridurre certe problematiche della pelle, abbassare la pressione sanguigna, aumentare l'appetito, rallentare il processo di invecchiamento, proteggere contro il diabete, rafforzare la salute del cuore, e migliorare la salute dei reni. L'acetosa è un'affascinante pianta perenne che viene utilizzata in tutto il mondo ed è coltivato per un'ampia varietà di usi. Anche se è destinata soprattutto all'uso alimentare, grazie al suo gusto pungente e piccante, vanta comunque una vasta gamma di benefici ad essa connessi.

- Ingredienti:
  - ➢ 1/4 tazza di yogurt di latte intero
  - ➢ 1 cucchiaio di olio d'oliva di extra vergine
  - ➢ 1 cucchiaio di succo di limone fresco
  - ➢ 1 cucchiaio di scalogno tritato
  - ➢ 1 cucchiaio di erba cipollina fresca tritata finemente
  - ➢ 1 cucchiaino di zucchero
  - ➢ 1 avocado
  - ➢ 1/2 cucchiaino di senape di Digione
  - ➢ 1/4 cucchiaino di sale

> 500g di acetosa, dalle foglie grossolanamente strappate in piccoli pezzi (4 tazze)

> 500g di cuori di lattuga romana, strappati in piccoli pezzi (4 tazze)

> 250g di insalata riccia, tagliata e fatta a pezzi (2 tazze)

> 1/2 tazza di prezzemolo fresco

> 2 cucchiai di dragoncello fresco, dalle foglie tritate grossolanamente, se di grandi dimensioni

● Preparazione:

> Sbattere insieme tutti gli ingredienti per il condimento in una grande ciotola.

> Unire tutti i tipi di insalata con il condimento in una ciotola. Condire con sale e pepe.

> Tagliare l'avocado a dadini e aggiungerlo al tutto

● Valori nutrizionali:
Calorie: 215, Carboidrati 15g, Proteine 7g, Grassi totali 2.9g

## 9. Arrosto di semi

• Descrizione:

Uno spuntino veloce disponibile per chiunque, soprattutto per i nostri bambini. Facile da preparare e dura a lungo. La vitamina E è essenziale per una pelle sana e questo antiossidante è presente nei pistacchi. Esso integra le membrane cellulari delle mucose e della pelle. Protegge la pelle dai dannosi raggi UV, impedisce lo sviluppo di tante malattie cutanee, rendendo la pelle sana e più bella.

• Ingredienti:

➢ 2 tazze di pistacchi sgusciati

• Preparazione:

➢ Preriscaldare il forno a 350 gradi F.

➢ Stendere i pistacchi in modo uniforme su di una teglia unta. Mettere in forno per circa 6 o 8 minuti. Essi diventeranno molto profumati una volta cotti.

➢ Togliere dal forno e versare in un piatto immediatamente.

➢ Per rimuovere le bucce dai pistacchi metterli su un asciugamano pulito e strofinare. I pezzi scivoleranno via da soli. E' più facile farlo con i pistacchi ancora caldi.

➢ Lasciar raffreddare i pistacchi prima di servirli.

➢ Hanno un sapore sorprendente in forno quando vengono tostati.

• Valori nutrizionali:

Dose: 1/4 di tazza, Calorie: 170, Grasso: 14g, Carboidrati: 8g, Proteine: 6g. Vitamina A 10%, Vitamina C 11%, Calcio

12%, Ferro 26%, Vitamina B-6 104%, Vitamina B-1 20%, Magnesio 37%.

## 10. Patatine vegane futuristiche

- Descrizione:

Le zucchine al forno così come le patate hanno un gusto simile a quando vengono fritte, eppure sono al forno e incredibilmente croccanti. Queste chips sono un sostituto sano delle classiche patatine fritte. Le zucchine sono ricche vitamine A e C, così come di antiossidanti che possono beneficiare la pelle in molti modi. Il consumo regolare di zucchine aiuta a ripristinare l'umidità della pelle, fornendo un miglioramento continuo.

- Descrizione:
  - ➢ 3 piccole zucchine, tagliate in quarti
  - ➢ 2 cucchiai di olio d'oliva
  - ➢ ½ tazza di pangrattato condito
  - ➢ 2 cucchiai di parmigiano grattugiato
  - ➢ 2 cucchiaini di origano fresco
- Preparazione:
  - ➢ Preriscaldare il forno a 350 gradi F (175°C).
  - ➢ Mettere le zucchine in una ciotola. Condire con olio d'oliva e mescolare bene; aggiungere il pangrattato e amalgamare. Mettere le zucchine su una teglia da forno rivestita. Cospargere di parmigiano e origano.
  - ➢ Cuocere in forno preriscaldato fino a quando le zucchine sono rosolate e il formaggio sciolto, circa 15 minuti.

- Valori nutrizionali:

1 porzione (10 chip) Calorie: 92, Grassi totali: 2, Carboidrati: 14, Proteine: 6, 340 mg di Sodio

## 11. Yogurt vecchia scuola

- Descrizione:

I benefici per la salute dello yogurt sono sempre stati importanti per l'umanità. Lo yogurt è un concentrato di varie vitamine e minerali che sono presenti anche nel latte. Inoltre, lo yogurt è una buona fonte di proteine facilmente digeribili. Lo yogurt è utile per mantenere i livelli bassi di colesterolo nel corpo e prevenire disturbi come ipertensione, ma allo stesso tempo aumenta anche le difese immunitarie. E' ottimo per migliorare la forza delle ossa e dei denti, aiuta la digestione, ed è prezioso nella cura della pelle.

- Ingredienti: (2 tazze)
  - ➢ 2 tazze di latte crudo di mucca o di capra
  - ➢ 2 cucchiai di yogurt intero biologico (uno che abbia fermenti lattici vivi)
- Preparazione:
  - ➢ Mettere 2 cucchiai di yogurt bianco biologico (intero) in un vaso di medie dimensioni ben pulito. Una volta realizzato lo yogurt, è possibile utilizzarne 2 cucchiai alla volta per altri utilizzi.
  - ➢ Riscaldare il latte crudo a 105 ° F- 115 ° F. Questa temperatura è sufficientemente bassa per non uccidere gli enzimi del latte crudo.
  - ➢ Una volta riscaldato, togliere dal fuoco e mescolare circa 1/4 tazza di latte nel barattolo con lo yogurt. Mescolare bene. Aggiungere il latte rimanente e

mescolare accuratamente. Mettere il coperchio sul barattolo e chiudere ermeticamente. Coprire con un panno spesso e mettere in forno (il forno non sarà acceso, ma farà da incubatore) e accendere la luce per offrire un po' di calore. Lasciare in forno per 24 ore.

> Dopo 24 ore lo yogurt sarà disponibile al consumo. Lo yogurt fatto in casa è molto più buono rispetto a quello del supermercato. Questa è la ricetta per una consistenza normale. Per chi desiderasse uno yogurt più denso, basterà svuotare parte del liquido attraverso una garza o un setaccio/colino. Questo liquido è il siero. Il siero può essere utilizzata come componente acido per l'avena o grano.

> Mettere in frigorifero lo yogurt per 2-3 ore prima di servire per rassodarlo un po'.

● Valori nutrizionali:

Calorie: 169.4 Grassi: 9.3g Carboidrati: 12.6g Proteine: 10.2g (1 tazza)

## 12. Arrosto biologico di rapa e patate dolci

- Descrizione:

Le patate dolci, uno degli ortaggi più antichi conosciuti dall'uomo, sono uno degli ortaggi più nutrienti e contengono un sacco di sostanze nutritive con proprietà che lottano contro il cancro della pelle. Il gambo del cavolo rapa fresco è ricco di vitamina C; fornisce 62 mg per 100 g di peso, che è di circa il 102% dell'RDA. La vitamina C (acido ascorbico) è una vitamina idrosolubile, e un potente antiossidante. Essa aiuta il corpo umano a mantenere i tessuti connettivi, i denti e le gengive sani. La sua proprietà antiossidante aiuta il corpo umano a proteggersi dalle malattie e dai tumori causati dai radicali liberi nocivi.

- Ingredienti:
  - ➢ 1 tazza di patate dolci a cubetti (pelate)
  - ➢ 1 tazza di cavolo rapa a cubetti (pelate)
  - ➢ 1 cucchiaio di olio d'oliva
  - ➢ 5 rametti di timo fresco
  - ➢ Sale e pepe a piacere
- Preparazione:

Mescolare tutti gli ingredienti insieme e arrostirli nel forno a 450 F per 25 minuti, girando a metà cottura.

- Valori nutrizionali:

Per 1 tazza Calorie: 176,8 Grassi: 11,5g
Carboidrati: 17,0g Proteine: 2,1 g

## 13. Salsa biologica estiva

- Descrizione:

Gli avocado sono pieni di sostanze nutritive che possono ridurre il rischio di cancro della pelle. L'avocado è in cima alla lista delle migliori fonti alimentari ricche di glutatione, un antiossidante importante.

- Ingredienti:
  - 2 cucchiai di olio d'oliva biologico
  - 1 cucchiaio di succo di lime fresco
  - 1/4 tazza di coriandolo tritato
  - 1/4 cucchiaino di sale marino non raffinato
  - 1/4 cucchiaino di pepe macinato fresco
  - 2 tazze di fresco mais NO OGM, tagliare la pannocchia (circa 4 pezzi)
  - 2 avocado a cubetti in piccoli pezzi
  - 2 tazze di pomodorini, tagliati
  - 1/4-1/2 tazza di cipolla rossa a dadini

- Preparazione:
  - In una grande ciotola, sbattere insieme olio d'oliva, succo di lime, coriandolo, sale e pepe.
  - Aggiungere ad essa mais, avocado, pomodori e cipolla rossa.
  - Mescolare delicatamente e servire a temperatura ambiente.

- Valori nutrizionali:

Calorie: 206,2, Grassi: 15.1g, Carboidrati: 18.9g, Proteine: 3.6g

## 14. Guacamole biologica

- Descrizione:

Gli avocado sono l'ingrediente principale della guacamole, un alimento popolare e sano comunemente usato come salsa o condimento. L'avocado contiene vitamine D, A ed E, che contribuiscono a mantenere un buon tono della pelle e ammorbidirla. Gli oli essenziali dell'avocado inoltre hanno dimostrato di ridurre la comparsa di macchie senili e di migliorare la pelle danneggiata dal sole. Questi benefici si verificano quando gli avocado sono mangiati o quando vengono applicati direttamente sulla pelle.

- Ingredienti:
  - ➢ 2 avocado dimezzati, snocciolati, e pelati
  - ➢ ½ cucchiaino di sale
  - ➢ ¼ cucchiaino di pepe
  - ➢ ¼ tazza di pomodori freschi a dadini
  - ➢ ½ di limone, succo spremuto, circa 1 cucchiaio
  - ➢ 2 cucchiai di coriandolo fresco tritato
  - ➢ 1 cucchiaio di cipolla rossa (opzionale)
- Preparazione:
  - ➢ Unire tutti gli ingredienti e schiacciarli con la forchetta.
  - ➢ Servite subito.
- Valori nutrizionali:

Calorie: 148,9 Grassi: 13.4g Carboidrati: 8,5 g Proteine: 1,8 g (¼ di tazza)

## 15. Trionfo di frutta

● Descrizione:

Le fragole sono dei super frutti, pieni di potenti antiossidanti e carichi di vitamina C che fornirà alla pelle sostanze nutrienti per renderla sana e vitale. Gli avocado sono ricchi di sostanze nutritive che possono ridurre il rischio di cancro della pelle. Farli insieme in insalata crea enormi vantaggi per il derma!

● Ingredienti: (Dosi per: 4 persone)

> 2 avocado pelati e tritati, snocciolati

> 1 tazza di fragole tritate finemente

> ½ di jalapeno tritato, senza semi

> 2 cucchiai di coriandolo tritato

> ¼ di cucchiaino di cannella in polvere

> 1 cucchiaio di olio d'oliva biologico

> Succo di lime da ½ frutto

> ¼ di cucchiaino di sale marino non raffinato

● Preparazione:

> Mescolare tutti gli ingredienti delicatamente.

● Valori                                              nutrizionali:

Calorie: 226.8 Grassi: 18,8 Carboidrati: 15,4 Proteine: 3.7 (1 porzione)

## 16. Spaghetti vegani

- Descrizione:

Qualcuno ha forse bisogno di una ricetta alternativa alla cucina Thai che sia totalmente vegana? Questa ricetta è davvero semplice da realizzare, ma talmente buona che farà girare la testa a molti. Questo pasto fornisce una fonte eccellente di vitamine e sostanze nutritive.

- Ingredienti:
  - ➢ 2 zucchine
  - ➢ 1 carota
  - ➢ 2 cipolla verde
  - ➢ 1/2 tazza di funghi
  - ➢ 1/2 tazza di cavolfiore
  - ➢ 1/2 tazza di germogli di fagioli mung
  - ➢ 2 cucchiai di olio di sesamo
  - ➢ 1 cucchiaio di succo di limone
  - ➢ 1 cucchiaio di aglio
  - ➢ 1 cucchiaio di zenzero

- Preparazione:

Utilizzare un pelapatate per creare le tagliatelle. Aggiungere le verdure a piacere e poi condire con la salsa. Ha un sapore ancora migliore se lasciato in ammollo dal giorno precedente.

- Valori nutrizionali:

Calorie: 208, Grasso totale: 14.4, 957mg di Sodio, Proteine 7.1g

## 17. Il segreto dei marinai

- Descrizione:

Quando si tratta dei cibi migliori per prevenire il cancro alla pelle, è difficile battere il cavolo. Il membro relativamente sconosciuto della famiglia dei broccoli è pieno zeppo di sostanze anticancro della pelle e sostanze nutrienti, tra cui la vitamina C e beta-carotene (il cavolo contiene 10 volte il beta-carotene dei broccoli). Come risultato del suo elevato contenuto di vitamina C e beta-carotene, nonché una serie di altri fitonutrienti antiossidanti, il cavolo è in cima alla lista delle verdure con il più alto punteggio ORAC ovvero una misura del potere antiossidante totale degli alimenti. Può essere mangiato crudo, per esempio in insalata. Le abbondanti foglie verdi del cavolo possono anche essere trasformate in un contorno saporito da degustare con l'aggiunta di cipolle, aglio e un filo d'olio d'oliva.

- Ingredienti:
  - ¼ tazza di quinoa cruda (risciacquata)
  - 2 cucchiai di olio d'oliva
  - 1 grande spicchio d'aglio (tritato)
  - 1 tazza di spinaci freschi
  - 1 tazza di cavolo fresco
  - 2-3 cucchiaini di succo di limone (iniziare con 2 cucchiaini, e se lo si desidera, aggiungere un altro cucchiaino di più)

> 2 cucchiai di semi di girasole crudi o noci pecan (tagliate in piccoli pezzi)

> ⅓ tazza di parmigiano grattugiato

- Preparazione:

> Lavare la quinoa secca più volte (questo le permetterà di non essere amara).

> Far bollire la quinoa in acqua salata e cuocere per 20 minuti.

> Scolare e sciacquare in acqua fredda, mettere da parte.

> In una padella capiente aggiungere l'olio d'oliva e l'aglio.

> Cuocere l'aglio per circa un minuto e poi aggiungere il cavolo e gli spinaci.

> Cuocere qualche minuto fino ad appassire gli spinaci e cavoli.

> Aggiungere la quinoa, succo di limone e parmigiano.

> Cuocere per 2 minuti.

> Unire i semi di girasole o le noci pecan e cuocere un altro minuto.

> Servire caldo o freddo.

- Valori nutrizionali:

Calorie: 206,6 Grasso: 13,8 g Carboidrati: 15,2g

Proteine: 7,1 g

## 18. Patatine gioiose

- Descrizione:

L'aglio offre una serie di vantaggi alla pelle. L'aglio ha grande quantità di allicina presente e l'allicina è un potente antimicotico, anti-invecchiamento e levigante per la pelle. E' nota anche per aumentare i livelli di antiossidanti della pelle e del corpo.

- Ingredienti:

  ➢ 1-2 patata dolce, patata dolce viola, patata color ruggine, o patata rossa

  ➢ 1-2 cucchiai di olio d'oliva o olio di cocco

  ➢ 3-4 rametti di rosmarino fresco

  ➢ 2 spicchi d'aglio tritati

  ➢ ½ cucchiaino di sale marino

- Preparazione:

  ➢ Preriscaldare il forno a 400 ° F.

  ➢ Tagliare le patate a fettine molto sottili.

  ➢ Mettere le fette di patate in una ciotola e condire con olio di cocco o olio di oliva (o entrambi) e tritare l'aglio e condire con sale marino.

  ➢ Aggiungere i rametti di rosmarino e mescolare per bene.

  ➢ Mettere su una teglia calda e cuocere per 25-30 minuti o fino a doratura.

  ➢ Per renderle più brunite, accendere il grill per un minuto o due. Assicurarsi di controllare la cottura per non bruciarle.

> ➤ Lasciar raffreddare e servire. Conservare in un sacchetto di carta in un luogo fresco e asciutto.

● Valori nutrizionali:

Calorie: 150 Grassi: 10 g Proteine: 3 g

## 19. Patate di cocco croccanti

- Descrizione:

L'olio di cocco contiene un grasso saturo che non si ossida facilmente come gli oli vegetali polinsaturi. La maggior parte dei prodotti per la cura della pelle sono fatti di oli vegetali che si ossidano e diventano rancidi, causando danni dei radicali liberi per la pelle. Spesso essi sono costituiti da sostanze chimiche artificiali tossiche.

- Ingredienti:
  - ¼ di tazza di olio extravergine biologico di cocco
  - 3 tazze di fiocchi di cocco biologico
  - ½ cucchiaino di sale marino (a piacere)
- Preparazione:
  - Preriscaldare il forno a 300 gradi F
  - Sciogliere l'olio di cocco in una padella
  - Mescolare i fiocchi di cocco e il sale marino nell'olio di cocco
  - Cuocere per un totale di 8-9 minuti, mescolando ogni 3 fino a doratura. Controllare con attenzione, si rosola in fretta.
  - Versare su un tovagliolo di carta - buon appetito!
- Valori nutrizionali:

Calorie: 200, Grasso: 13, Sodio 3mg, Proteine 1g, Carboidrati 1g

## 20. Patate biologiche

● Descrizione:

Oltre ad essere utilizzate come fonte di cibo, patate hanno un ruolo importante da svolgere nella cura della pelle. Come sottolineato in precedenza, sono ricche di vitamina C, che è vitale per il mantenimento della salute della pelle. Così, questo ortaggio amidaceo è benefico per la cute anche in questa ricetta.

● Ingredienti:

➢ 4 patate cotte biologiche tagliate in 8 pezzi (togliere la buccia)

➢ 16 pezzi (circa un chilo) di pancetta cotta

➢ Formaggio a pasta cruda a piacere

➢ Sale e pepe qb

➢ Panna acida cruda e avocado per condire

● Preparazione:

➢ Preriscaldare il forno a 400F.

➢ Prendere le barchette fatte di patate su una teglia o in una pirofila.

➢ Aggiustare di sale e pepe se lo si desidera.

➢ Cospargere 2 pezzi di pancetta sbriciolata in ogni metà delle patate.

➢ Coprire con formaggio a pasta cruda a piacere.

➢ Cuocere in forno per 10-12 minuti o fino a quando il formaggio inizia a diventare leggermente marrone.

➢     Togliere dal forno e servire con un po' di panna acida cruda e avocado.

●     Valori nutrizionali:

Calorie: 220, Grasso: 8, Sodio 250mg, Proteine 6g, Carboidrati 31g

## 21. Aglio trattato

- Descrizione:

L'aglio ha un sacco di proprietà medicinali per la pelle. I suoi elementi curativi aiutano la pelle a guarire e rimanere liscia e giovane. L'aglio è un potente antiossidante, che aiuta a rigenerare la pelle e quindi a rimanere giovani.

- Ingredienti:

  ➢ 7 grandi pezzi di pane vecchio a lievitazione naturale (per i celiaci, meglio pane senza glutine)

  ➢ 3 cucchiai di olio d'oliva

  ➢ ½ cucchiaino di aglio

  ➢ ½ cucchiaino di condimento italiano all'aglio

  ➢ 2 cucchiai di parmigiano grattugiato

- Preparazione:

  ➢ Preriscaldare il forno a 300 F.

  ➢ Se si utilizza il pane fresco, tagliare il pane a dadini e lasciarlo sul piano di lavoro per un giorno così diventa stantio e un po' secco.

  ➢ Mettere i vecchi cubetti di pane in una ciotola.

  ➢ Versare l'olio l'aglio e il condimento sopra i cubetti di pane e mescolare bene in modo che il pane venga uniformemente rivestito.

  ➢ Cospargere con il parmigiano e mescolare il pane con cura.

  ➢ Mettere su una teglia e cuocere per 30 minuti, girando il tutto ogni 15 minuti.

> ➢ Lasciar raffreddare e conservare in un contenitore ermetico.

● Valori nutrizionali:

Calorie: 35, Grasso: 2g, Sodio 55mg, Proteine 1g, Carboidrati 5g

## 22. Torta alla zucca

- Descrizione:

Il Beta-carotene (un carotenoide meglio conosciuto come vitamina A), che si trova nella polpa arancione della zucca, è noto per proteggere le cellule della pelle dal danno ossidativo causato dai radicali liberi. E' anche ben conosciuto grazie al suo potenziale anti-cancro, anti invecchiamento e per gli effetti migliorativi sul sistema immunitario grazie alla vitamina C, un altro potente antiossidante che combatte i radicali liberi.

- Ingredienti:

Pasta:

- ➢ 1 tazza di noci a scelta (io ho usato noci e mandorle)
- ➢ 4-5 datteri (a seconda delle dimensioni)
- ➢ 1 pizzico di sale marino

Riempimento:

- ➢ 2 (8 once) di pacchetti di formaggio cremoso (a temperatura ambiente)
- ➢ 1 tazza di ricotta
- ➢ ¼ di tazza di panna acida
- ➢ 2 tazze di purea di zucca (2 (1 lb) zucche)
- ➢ 3 uova più 1 tuorlo d'uovo
- ➢ ¾ tazza di miele locale
- ➢ ½ cucchiaino di cannella in polvere

- ➢ ⅛ cucchiaino di noce moscata
- ➢ ⅛ cucchiaino chiodi di garofano
- ➢ 2 cucchiai di farina d'avena
- ➢ 1 cucchiaino di estratto di vaniglia
- ➢ Panna montata
- ➢ 1 litro di panna intera
- ➢ Miele, per servire

● Preparazione:

Per la crosta:

➢ Macinare tutti gli ingredienti in un robot da cucina fino a quando la pasta sarà friabile e un po' appiccicosa

Per arrostire le zucche da torta:

➢ Tagliare ogni zucca a metà, togliere i semi, mettere su una teglia foderata e cuocere a 350 gradi F per 45 minuti.

➢ Lasciar raffreddare, scavare la zucca e metterla in un frullatore fino a creare la purea.

Per il ripieno:

➢ Mescolare la crema di formaggio fino a renderla liscia.

➢ Aggiungere zucca, ricotta, uova, tuorlo d'uovo, panna acida, miele e spezie.

➢ Aggiungere la farina d'avena (o in polvere) e la vaniglia.

> Sbattere insieme per bene.

> Versare sopra la pasta nella, diffondendo in modo uniforme.

> Cuocere in forno a 350 gradi per 1 ora - 1 ora e 15 minuti. Può essere ancora un po' tremolante.

> Lasciar raffreddare, coprire e mettere in frigo per 4 ore.

Per montare la panna:

> Montate tutta la panna in una ciotola fredda, aggiungere il miele a piacere (forse un cucchiaino).

> Cospargere la torta con la panna montata. Spolverare con noce moscata.

> La chiave per l'utilizzo di uno stampo a cerniera è quello di ingrassare bene la teglia e il bordo sui lati con un coletto imburrato prima di aprire.

● Valori nutrizionali:

Calorie: 261,7 Grassi: 18.8g Carboidrati: 19.0g Proteine: 6,8 g

## 23. Salmone canadese all'aglio

- Descrizione:

La nuova ricerca suggerisce che il consumo bisettimanale di salmone potrebbe proteggere contro il cancro della pelle. Gli alti livelli di grassi omega-3 che si trovano in questo pesce azzurro sono inoltre ideali per la salute generale della cute; il salmone riduce l'infiammazione, al contrario della carne, che l'aumenta.

- Ingredienti:
  - 1/4 di tazza di sciroppo d'acero
  - 1 cucchiaio di olio d'oliva
  - 1 spicchio d'aglio, tritati
  - 1/4 cucchiaino di sale aglio
  - 1/8 cucchiaino di pepe nero macinato
  - 1 chilo di salmone
- Preparazione:
  - In una piccola ciotola, mescolare sciroppo d'acero, aglio, aglio sale e pepe.
  - Posizionare il salmone in una pirofila di vetro poco profonda, e cospargere con la miscela di sciroppo d'acero. Coprire il piatto, e marinare il salmone nel frigorifero 30 minuti, girandolo almeno una volta.
  - Preriscaldare il forno a 400 gradi F (200°C).
  - Mettere la teglia in forno preriscaldato, e cuocere scoperta per 20 minuti, o fino a quando il pesce si sfalda facilmente in scaglie con una forchetta.

- Valori nutrizionali:

Calorie 265 Carboidrati 14 Grassi 12 Proteine 23 Sodio 633 Zucchero 12

## 24. Succo di radice

- Descrizione:

La barbabietola è ricca di minerali, vitamine e altri nutrienti essenziali che mantengono la pelle sana e luminosa. Inoltre, la barbabietola è anche molto efficace nel disintossicare il sangue e togliere le macchie sulla cute.

- Ingredienti:
  - ➤ 1 piccole barbabietole
  - ➤ 2 carote
  - ➤ 10 ravanelli francesi
  - ➤ ½ limone
  - ➤ 2 mele
- Preparazione:

  ➤ Tagliare in pezzetti il limone senza buccia. Lavare le verdure e tagliare tutto a tocchetti. Unire le mele.

  ➤ Mettere il tutto nello spremiagrumi poi raffreddare il succo prima di berlo.

- Valori nutrizionali:

Calorie 19, Carboidrati 5g, Proteine 1g, Sodio 45mg, Zucchero 4g

## 25. Salmone veloce

- Descrizione:

Una rapida possibilità per una cena sana. A basso contenuto calorico per la perdita di peso. Il salmone non allevato è un alimento eccellente per l'alto contenuto di omega-3. Una ricetta facile per avere tanti EFA nella tua dieta.

- Ingredienti:
  - ➢ 1 salmone pescato, tagliato in 4 filetti
  - ➢ 2 arance a fette sottili
  - ➢ ¾ Cc di succo d'arancia fresco
  - ➢ 2 cucchiai di succo di lime fresco
  - ➢ 2 cucchiai di olio di cocco fuso o olio d'oliva
  - ➢ 1 cucchiaio di scorza di limone fresco
  - ➢ 1 cucchiaio di dolcificante come zucchero, cocco o miele o sciroppo d'acero
  - ➢ Sale dell'Himalaya a pezzetti
  - ➢ ¼ cucchiaio di pepe di Caienna o peperoncino in polvere
  - ➢ Opzionale - 1 mazzetto di rametti di timo fresco per guarnire
  - ➢ Opzionali - fette di limone fresco per servire

- Preparazione:

Preriscaldare il forno a 450° F. Affettare due arance a fettine molto sottili, scartando le estremità, e mettere da parte. Spremere arancia e lime con uno spremiagrumi. Misurare 1/4 tazza di succo d'arancia fresco e 2 cucchiai di succo di lime fresco e aggiungerli in una piccola ciotola di vetro con la scorza di limone. Sbattere l'olio di cocco fuso o olio d'oliva e dolcificante a scelta, insieme con sale e pepe. Foderare una teglia con carta da forno. Utilizzando un pennello da cucina, spazzolare un lato di ciascuno dei filetti di salmone con la miscela di agrumi e poi porre i filetti sulla parte superiore della carta da forno. Cospargere con le fette d'arancia. Spennellare le arance con la miscela di agrumi. Opzionale, lavare i rametti di timo fresco. Strappare alcune delle foglie da ogni ciuffo. Cospargere sulla cima delle fette d'arancia. Posizionare rametti freschi e fette d'arancia dopo la cottura e appena prima di servire. Macinare grossolanamente un po' di sale himalayano sopra ad ogni filetto. Cuocere 10-12 minuti o fino a quando il salmone è cotto. Opzionale - cospargere con rametti freschi di timo e servire con spicchi di limone.

- Valori nutrizionali:

Calorie 275 Carboidrati 20 Grasso 18 Proteine 23 Sodio 215 Zucchero 8

## 26. Insalata di cavoli colorata

- Descrizione:

I toni colorati degli spicchi d'arancia e del pompelmo completano perfettamente il pieno di sapori della barbabietola e del formaggio Gorgonzola in questa insalata vegetariana gustoso.

- Ingredienti:

Per l'insalata

> 140g di cavoli, spinaci, o mix verde primavera
> 200g confezione di bacche di ginepro, pepe e barbabietole
> 1 arancia rossa matura
> 1 pompelmo maturo
> 125g di Gorgonzola
> 100g di noci

Per il condimento

> 3 cucchiai di olio di oliva
> 2 cucchiai di aceto di vino rosso
> 1 cucchiaio di sciroppo d'acero
> 2 cucchiaini di senape di Digione
> 6 foglie di salvia tritate
> 1 pizzico di sale

- Preparazione:

> Lavare e asciugare il cavolo; metterlo in una grande insalatiera.

> Sbucciare e tagliare arancia rossa e pompelmo. Tritare grossolanamente le noci e le barbabietole.

> Unire tutti gli ingredienti con il cavolo, cospargendo di gorgonzola qua e là.

> Mescolare tutti gli ingredienti per il condimento e farli cadere a pioggia sull'insalata fino a ricoprila.

• Valori nutrizionali: Calorie 200, Carboidrati 10g, 14g di Grasso, Proteine 8g, 452mg di Sodio, Zucchero 6g

## 27. Arance deliziose

● Descrizione:

I ricercatori hanno scoperto che il d-limonene (i principali composti della buccia d'arancia) può ridurre l'insorgenza del carcinoma a cellule squamose, che è una forma pericolosa di tumore della pelle. I partecipanti allo studio hanno consumato regolarmente la buccia degli agrumi, riducendo in modo significativo il tasso di cancro della pelle.

● Ingredienti:

➢ 6 scorze di limone, tagliata a strisce 1/4 di pollice

➢ 4 bucce d'arancia, tagliata in strisce da 1/4 di pollice

➢ 2 tazze di zucchero bianco

➢ 1 tazza di acqua

● Preparazione:

➢ Mettere limone e buccia d'arancia in una grande casseruola e coprire con acqua. Portare a ebollizione a fuoco alto. Far bollire per 20 minuti, scolare e mettere da parte.

➢ In una casseruola media, unire 2 tazze di zucchero e 1 tazza di acqua. Portare a ebollizione e cuocere fino a quando la miscela raggiunge una consistenza a filo, 230 gradi F sul termometro per caramellare, oppure facendo cadere qualche goccia in acqua fredda che dovrebbero formare un filo. Mescolare le bucce, abbassare la fiamma e far cuocere 5 minuti, mescolando spesso. Drenare.

> Arrotolare i pezzi buccia, un po' alla volta, nello zucchero rimasto. Lasciar asciugare su una gratella diverse ore. Conservare in un contenitore ermetico.

● Valori nutrizionali: calorie 80, Potassio 69mg, Carboidrati 16g, Zuccheri: 15g

## 28. Manzo alle erbette

- Descrizione:

Non solo la carne di manzo condita con erbette contiene un più alto rapporto di omega-3 e grassi omega-6 (per ridurre l'infiammazione), ma anche contiene quasi 30 grammi di proteine per 3,5 once. La proteina è il blocco di costruzione di collagene ed elastina dei tessuti, che mantengono la pelle tesa e meno rugosa.

- Ingredienti:
  - 3 rametti di timo
  - 3 rametti di origano
  - 3 rametti di prezzemolo
  - 2 spicchi d'aglio
  - 3 cucchiai di olio d'oliva
  - 1 cucchiaino di sale
  - Pepe nero appena macinato
  - 500g di controfiletto o filet mignon
  - Sale grosso
- Preparazione:
  - Frullare tutti gli ingredienti tranne carne di manzo e il sale grosso in un robot da cucina.
  - Strofinare sulla carne; macerare 2 ore a temperatura ambiente o una notte in frigorifero, girando la carne una o due volte.
  - Scaldare il forno a 400 ° F. Scaldare una padella di media grandezza, in ghisa, a fuoco medio.

> Cuocere la carne su tutti i lati fino ad avere una crosta marrone.

> Trasferire in forno; arrostire la carne fino a quando la temperatura interna è di 120 °F, 15-25 minuti. Rimuoverla; farla riposare 20 minuti (la temperatura interna salirà a 130 °F).

> Affettare, cospargere di sale grosso e servire con insalata verde e fagioli

● Valori nutrizionali: per porzione: 195 calorie (kcal), 9 g di grassi, 1,7 g di grassi saturi, 0,7 g Carboidrati, 0,1 g di fibre, 26,3 g di proteine

## 29. Stelline vegane

- Descrizione:

La barbabietola deve diventare un alimento di tutti i giorni. Si tratta di una centrale elettrica nutrizionale bella rosa e un ottimo esempio di come il cibo può funzionare come medicina. Esse sono ricche di acido folico, ferro, magnesio, manganese e fosforo. Il colore viola-rosso viene dalla betanina che è considerata un importante composto nella lotta contro il cancro.

- Ingredienti:

  ➢ 250g barbabietole cotte immerse in aceto (non in salamoia)

  ➢ 1 lattina di fagioli (410g), scolati e sciacquati

  ➢ 1-2 spicchi d'aglio, schiacciati

  ➢ Un mazzetto di erba cipollina fresca, tritata finemente (riservare alcuni fili per guarnire)

  ➢ 3 cucchiai di olio extra vergine di oliva

  ➢ Sale marino e pepe nero appena macinato

- Preparazione:

  ➢ Tritare la barbabietola a dadini, mettere da parte in una ciotola media.

  ➢ In un robot da cucina frullare i fagioli con l'aglio, erba cipollina e olio d'oliva. Aggiustare di sale marino e pepe nero appena macinato.

  ➢ Trasferire nella ciotola con la barbabietola e delicatamente mescolare. Servire in un piatto da portata, condire con un filo d'olio extravergine d'oliva e guarnire con qualche filo di erba cipollina. Servire come contorno per le patate o come parte di un'insalatona.

● Valori nutrizionali: Calorie 180, Carboidrati 6g, Grasso 16g, Proteine 3g, Sodio 880mg, 5g di Zucchero

## 30. Insalata di cavoli con pomodori

• Descrizione:

Questa è la ricetta di base per una deliziosa e veloce insalata di cavolo con pomodori. Naturalmente, è possibile aggiungere altri ingredienti. Il cavolo è una delle migliori fonti di luteina e zeaxantina, sostanze nutritive che assorbono e neutralizzano i radicali liberi generati dai raggi UV - tra cui alcune lunghezze d'onda che passano attraverso la protezione solare e raggiungono la pelle.

• Ingredienti:

➢ 1 mazzetto di foglie di cavolo

➢ 1 avocado medio

➢ Succo di 1 limone medio (circa 2 tazze)

➢ Un pizzico di pepe di Caienna

➢ 2 cucchiaini di sale marino

➢ 2 pomodori

• Preparazione:

➢ Per preparare le foglie di cavolo: fare scorrere il pollice verso il basso sullo stelo, che separa la foglia dal gambo. Tagliare le foglie in piccoli pezzi.

➢ Tagliare l'avocado a metà longitudinalmente e rimuovere l'osso. Con un cucchiaio, distribuire la polpa sulle foglie di cavolo.

➢ Aggiungere il succo di limone, pepe di Caienna, e sale a piacere.

➢ Schiacciare l'avocado a poter coprire il cavolo con una salsa cremosa.

> ➤ Tagliare i pomodori a fettine e aggiungerli nella ciotola.

• Valori nutrizionali: 400 calorie Grasso totale: 30, Sodio: 45 mg, Carboidrati 41g

## 31. Zuppa di barbabietole

- Descrizione:

Le barbabietole sono da tempo utilizzate per scopi medicinali, soprattutto per i disturbi del fegato in quanto aiutano a stimolare i processi di disintossicazione. Il pigmento della pianta che dà alle barbabietole il suo ricco colore viola-cremisi è la betanina, un agente potente, pensato per sopprimere lo sviluppo di alcuni tipi di cancro.

- Ingredienti:
  - ➢ 3 cucchiai di olio d'oliva
  - ➢ 1 cipolla media tritata
  - ➢ 3 spicchi d'aglio, tritati
  - ➢ 6 barbabietole medie, pelate e tritate
  - ➢ 2 tazze di brodo di manzo
  - ➢ Sale e pepe appena macinato
  - ➢ Panna

- Preparazione:
  - ➢ Scaldare l'olio di oliva in una grande casseruola a fuoco medio. Mescolare con cipolle e aglio; cuocere fino a quando la cipolla diventa morbida ma non rosolata, circa 5 minuti. Mescolare le barbabietole, e cuocere per 1 minuto.

  - ➢ Mescolare ancora, e condire con sale e pepe. Portare ad ebollizione; coprire e lasciar cuocere finché le barbabietole sono tenere, circa 20 o 30 minuti. Togliere dal fuoco e lasciar raffreddare leggermente.

➢ Mettere la zuppa in un robot da cucina, e passarla per bene. Rimetterla in pentola, e scaldare delicatamente. Con il mestolo dividerla in ciotole e guarnire con un ciuffo di panna.

● Valori nutrizionali: calorie 31, Carboidrati 5g, Grasso 1g, Proteine 1g, Sodio 22mg, 3g Zucchero

## 32. Tagliatelle Premium

● Descrizione:

La zucca è un'ottima fonte di vitamina A. I cosiddetti ' spaghetti ' saranno conditi con formaggio feta e verdure. Questo è uno dei modo più semplici per cucinare la zucca.

● Ingredienti:

➢ 1 zucca per spaghetti, dimezzata e senza semi

➢ 2 cucchiai di olio vegetale

➢ 1 cipolla tritata

➢ ¾ di tazza di formaggio feta sbriciolato

➢ 1 spicchio d'aglio tritato

➢ 1 ½ tazze di polpa di pomodoro

➢ 3 cucchiai di olive nere a fette

➢ 2 cucchiai di basilico tritato

● Preparazione:

➢ Preriscaldare il forno a 350 gradi F (175° C). Ungere leggermente una teglia da forno.

➢ Porre gli spaghetti di zucca sulla teglia preparata, e cuocere 30 minuti nel forno preriscaldato, o fino a quando un coltello affilato si possa inserire con solo un po' di resistenza. Rimuovere la zucca dal forno e mettere da parte a raffreddare per essere facilmente gestiti.

➢ Nel frattempo, scaldare l'olio in una padella a fuoco medio. Cuocere e mescolare la cipolla nell'olio finché sarà tenera. Aggiungere l'aglio; cucinare e mescolare fino a quando diventa fragrante, da 2 a 3 minuti. Mescolare nei pomodori e cuocere fino a quando i pomodori sono riscaldati.

> Utilizzare un grande cucchiaio per raccogliere la polpa filante della zucca squash e metterla in una ciotola media. Condire con verdure, formaggio feta, olive e basilico. Servire caldo.

● Valori nutrizionali: Calorie: 147 ,
Carboidrati 12.8 , Grassi 9,8 , Proteine 4.1 , Sodio 269

## 33. Tè alla curcuma antinfiammatorio

- Descrizione:

La curcuma è una radice arancione dell'India che viene utilizzata come spezia in un sacco di piatti orientali. Ha un sapore meravigliosamente esotico e apporta molti benefici per la salute: la curcuma ha forti proprietà antiossidanti che possono aiutare a prevenire il cancro. La curcuma è anche uno dei più potenti antinfiammatori naturali. Può aiutare con distorsioni, stiramenti e altre questioni relative all'infiammazione.

- Ingredienti:
  - ➢ 1 litro di acqua bollente
  - ➢ ½ cucchiaio di curcuma in polvere
  - ➢ 1 cucchiaio di zenzero fresco a fette sottili
  - ➢ 1 manciata di coriandolo tritato
  - ➢ 1 spicchio d'aglio, sbucciato e schiacciato
  - ➢ 1 cucchiaio di olio di oliva
  - ➢ 2 limoni, in succo
  - ➢ 5 grani di pepe, intero (se tollerato su AIP)
  - ➢ 1 arancia, spremuta (o 1 ½ cucchiaio di miele)
- Preparazione:
  - ➢ Mettere l'acqua sul fuoco a bollire. Unire tutti gli ingredienti in un colino o in una teiera.
  - ➢ Versare l'acqua nella pentola bollente e coprire per 10 minuti. Filtrare e godere!
- Valori nutrizionali: Calorie 96, Carboidrati 16g, grassi 4g, Proteine 4g, 12mg di Sodio

## 34. Burro di arachidi con yogurt

- Descrizione:

Un tuffo meravigliosamente equilibrato nello yogurt biologico, cannella, burro di arachidi e miele come dolcificante. Grande tuffo con mele, banane, cracker.

- Ingredienti:
  - ➢ 1/2 tazza di yogurt bianco intero biologico
  - ➢ 2-3 cucchiai di burro di arachidi naturale
  - ➢ 1 cucchiaino di estratto di vaniglia
  - ➢ 2 cucchiaini di miele biologico
  - ➢ 1 cucchiaino di cannella
- Preparazione:
  - ➢ Unire tutti gli ingredienti in una piccola ciotola e sbattere con cura.
  - ➢ Servire con le mele, le banane, cracker, sedano o frutta a piacere.
  - ➢ Conservare ciò che rimane in un piccolo contenitore e conservare in frigorifero.
- Valori nutrizionali: per porzione: 60,2 calorie, 3,1 grammi di grassi, 36 mg di Sodio, 5,9 gr di Carboidrati, 0,6 grammi di fibra, 5,0 gr di zucchero, 2,0 gr di proteine

## 35. Follia di Avocado

- Descrizione:

Gli avocado sono ricchi di carotenoidi per la lotta contro il cancro, e sono più abbondanti nella parte verde scuro della polpa più vicina alla buccia

- Ingredienti:

  ➢ 1 avocado - pelato, snocciolato e tagliato a dadini

  ➢ 1 lime, spremuto

  ➢ 1 mango - pelato, privato dei semi e tagliato a dadini

  ➢ 1 piccola cipolla rossa tritata

  ➢ 1 habanero, senza semi e tritato

  ➢ 1 cucchiaio di coriandolo fresco tritato

- Preparazione:

  ➢ Posizionare l'avocado in un piatto da portata, e mescolare con il succo di lime.

  ➢ Mescolare mango, cipolla, peperoncino habanero, coriandolo e sale.

- Valori nutrizionali: Calorie: 252, Carboidrati 33, Grassi: 15, Proteine: 3, Sodio: 204, Zuccheri: 0

## 36. Insalata fresca

- Descrizione:

Una semplice insalata di spinaci speciale con l'aggiunta di avocado, spezie e coriandolo fresco. Si può preparare per tempo, conservare in frigorifero e poi lasciare a temperatura ambiente prima di servire.

- Ingredienti:
  - 3 cucchiai di succo di lime fresco
  - 3 cucchiai di olio d'oliva
  - 1 cucchiaio di coriandolo fresco tritato
  - 1 cucchiaino di zucchero
  - 1/4 cucchiaino di cumino macinato
  - 1/4 cucchiaino di sale kosher
  - 1/8 cucchiaino di pepe nero
  - 1 avocado, pelato, snocciolato e a fette sottili
  - 1 piccola cipolla rossa, tagliata a fette sottili
  - 300g di spinaci baby

- Preparazione:
  - Frullare il succo di lime, olio, coriandolo, lo zucchero, il cumino, il sale e il pepe in una ciotola grande.
  - Mescolare con avocado e cipolla rossa.
  - Metterci sopra gli spinaci. (L'insalata può essere preparata e refrigerata fino a 2 ore prima.) Mescolare appena prima di servire.

- Valori nutrizionali: Calorie: 99, Grassi: 9, Carboidrati: 5, Sodio 93

## 37. Fagiolini saltati

- Descrizione:

Ricco di antiossidanti e nutrienti disintossicanti, i fagiolini contengono fibre e clorofilla (entrambi agiscono come depuratori e protettori dell'organismo), antiossidanti, aminoacidi, folati (che si trasformano in acido folico), vitamina A e vitamina C

- Ingredienti:
  - ➢ 1kg di fagiolini, con le estremità tagliate
  - ➢ 3 cucchiai di olio extra vergine di oliva
  - ➢ 2 grandi spicchi d'aglio, tritati
  - ➢ 1 cucchiaino di fiocchi di pepe rosso
  - ➢ 1 cucchiaio di scorza di limone
  - ➢ Sale e pepe nero appena macinato
- Preparazione:
  - ➢ Sbollentare i fagioli verdi in una grande pentola di acqua bollente e salata fino a renderli verde brillante e teneri, circa 2 minuti. Scolare e passarli in una ciotola di acqua ghiacciata per fermare la cottura.
  - ➢ Scaldare una grande pentola pesante a fuoco medio. Aggiungere l'olio. Aggiungere i fiocchi di aglio e peperoncino e soffriggere fino a renderli fragranti, circa 30 secondi. Aggiungere i fagioli e continuare a rosolare circa 5 minuti. Aggiungere la scorza di limone e condire con sale e pepe.
- Valori nutrizionali: Calorie: 366, Grassi: 27, Proteine: 2

## 38. Cavolfiore moderno

● Descrizione:

Aggiungi un po' di colore al cavolfiore con la curcuma. Questi pezzi di cavolfiore sono facili da preparare e diventa un ottimo piatto vegetariano o principale. La curcuma contiene 2-5% di curcumina, uno dei componenti più importanti in essa. La curcumina svolge un ruolo importante nel rallentare il cancro della pelle che si verifica a causa dell'eccessiva esposizione ai raggi ultravioletti della luce solare.

● Ingredienti:

➢ 1 grande (circa 1,2 kg) cavolfiore

➢ 1/4 di tazza di olio extra vergine, più un extra per friggere

➢ 1 cucchiaino di curcuma a terra

➢ Foglie di curry fritte, per servire

➢ Fettine di peperone rosso, per servire

● Preparazione:

➢ Preriscaldare il forno a 180°C ventilato/160°C statico. Coprire 2 teglie con un foglio.

➢ Tagliare il cavolfiore in quattro fette di 1,5 cm di spessore, lasciando intatta la base. Condire con olio extra vergine di oliva una padella antiaderente a fuoco medio-alto per 2-3 minuti per lato o fino a doratura. Trasferire sopra una teglia con carta da forno.

> Sbattere l'olio di oliva con la curcuma in una ciotola fino a mescolarli bene. Spennellare i pezzi di cavolfiore.

> Arrostire di cavolfiore in forno per 12-15 minuti o finché sarà tenero e croccante.

> Completare il piatto con foglie di curry fritte e fette sottili di peperone rosso, e servire.

• Valori nutrizionali: Calorie: 161, Carboidrati, grassi 7: 15, Proteine: 2.4, Sodio: 30,8, Zuccheri: 0.1

## 39. Asparagi salva vita

● Descrizione:

L'asparago è una buona fonte di fibra, folati, vitamine A, C, E e K, così come il cromo, un minerale che aumenta la capacità dell'insulina di trasportare il glucosio dal sangue alle cellule

● Ingredienti:

➢ 1 mazzetto di asparagi (circa 3/4 chilo), con le estremità tagliate

➢ 1 cucchiaio di olio d'oliva

➢ ¼ di tazza di noci tritate

➢ 1 spicchio d'aglio, tritato

➢ ½ cucchiaino tritato di timo fresco, oppure di melissa

➢ 100g di parmigiano, finemente grattugiato (1/4 di tazza)

➢ Sale kosher, a piacere

➢ ¼ di cucchiaino di pepe nero

● Preparazione:

➢ La prima cosa è quella di cuocere a vapore gli asparagi.

➢ Metterli poi in una casseruola e farli cuocere fino a farli diventare fragranti, circa 2 minuti. Mescolare in aglio e timo e cuocere fino a doratura, circa 30 secondi. Togliere dal fuoco e mantecare nel formaggio. Condire con sale e pepe. Spruzzare la miscela sopra gli asparagi caldi e servire subito.

- Valori nutrizionali: 134 calorie; Grassi 11 g; 4 g di proteine, 100 mg di Sodio, Carboidrati 4g

## 40. Gamberetti selvatici

- Descrizione:

I gamberetti sono ricchi di vitamina B12 e selenio. Inoltre, prevedono la giusta quantità di vitamina A, vitamina E, vitamina B6, ferro, magnesio, sodio (sale), zinco e rame. Sorprendentemente, essi contengono anche un po' di vitamina C

- Ingredienti:

  - 500 g di gamberetti selvatici (sgusciati e puliti)
  - Il succo di ½ limone fresco
  - 3 cucchiai di olio d'oliva
  - ¼ di cucchiaino di pepe nero
  - ¼ di cucchiaino di sale marino non raffinato

- Preparazione:

  - Preriscaldare il grill a fuoco medio.
  - Posizionare i gamberetti sullo spiedo.
  - In una piccola casseruola, spremere il succo di limone e l'olio e mescolare bene.
  - Mettere i gamberi sulla griglia unta e condire generosamente con la miscela di limone. Far cuocere per 4-5 minuti e poi girare.
  - Condire l'altro lato dei gamberi e far cuocere per altri 4-5 minuti o fino a quando il gambero si tinge di rosa ed è cotto.
  - Servire i gamberi su un letto di quinoa rossa.

- Valori nutrizionali: Calorie: 230, Grassi: 12 g, Carboidrati: 0g, Proteine: 27g

## 41. La quinoa e i suoi amici

- Descrizione:

Qui la quinoa viene tostata, poi cotta finché diventa tenera con peperoni e aglio per un contorno abbondante. Puoi servire questo piatto sano caldo, a temperatura ambiente o freddo - perfetto per ogni stagione.

- Ingredienti:
  - ➢ 1 cucchiaio di olio d'oliva
  - ➢ 1 scalogno, tritato
  - ➢ 2 spicchi d'aglio, tritati
  - ➢ 1 medie peperone rosso, a dadini
  - ➢ 1 medie Peperone giallo, tagliato a dadini
  - ➢ 1 tazza di quinoa crudo, sciacquati
  - ➢ 2 tazze di brodo
  - ➢ 2 cucchiai di prezzemolo fresco tritato
- Preparazione:
  - ➢ Scaldate l'olio in una casseruola a fuoco medio-alto. Aggiungere lo scalogno e l'aglio e cuocere per 2 minuti, mescolando di tanto in tanto. Aggiungere i peperoni e la quinoa e cuocere per 2 minuti, mescolando ancora.
  - ➢ Incorporare il brodo e bortarlo a ebollizione. Ridurre il fuoco al minimo. Coprire e cuocere per 20 minuti o fino a quando la quinoa è tenera e il liquido è assorbito. Mescolare il prezzemolo. Mantecare, a piacere.

- Valori nutrizionali: Calorie: 223 kcal, Grassi: 6,1 g, Carboidrati: 35.2g, Proteine: 7,1 g, Sodio: 272 mg

## 42. Insalata di crescione saporita

- Descrizione:

Il crescione, che dà un tocco speciale alle insalate e ai panini, è un anticancro per eccellenza. La ricerca suggerisce che mangiare crescione fresco ogni giorno può ridurre significativamente i danni al DNA delle cellule del sangue, che innalzano il rischio di cancro generale di una persona. Il crescione contiene uno speciale olio chiamato isotiocianato feniletilico che ha notevoli poteri contro il cancro.

- Ingredienti:
  - ➢ 2 cucchiai di succo di lime fresco
  - ➢ 1 cucchiaino di zucchero bianco
  - ➢ 1 cucchiaino di radice di zenzero tritata fresca
  - ➢ 1/4 tazza di olio vegetale
  - ➢ 2 mazzetti di crescione, tagliati e tritati
  - ➢ 2 1/2 tazze di cocomero a cubetti
  - ➢ 2 1/2 tazze di melone a cubetti
  - ➢ 1/3 tazza di mandorle tostate e affettate
- Preparazione:
  - ➢ In una grande ciotola, sbattere insieme succo di lime, zucchero e lo zenzero. Aggiungere poco a poco l'olio e condire con sale e pepe a piacere.
  - ➢ Aggiungere crescione, anguria, melone e il condimento e mescolare per ricoprire. Trasferire l'insalata nei piatti, cospargere con le mandorle affettate e servire subito.

- Valori nutrizionali: Calorie 274 Grassi: 20 Carboidrati: 21 Proteine 6,9 Sodio 69

## 43. Ciliegie croccanti

- Descrizione:

Le ciliegie sono naturalmente ricche di alcol perillyl (POH), un composto efficace a distruggere le cellule tumorali in vitro e dal vivo. Il ripieno di ciliegie è amorevolmente inserito tra 2 strati di croccante bontà. Sono un valido sostituto delle classiche mele, e puoi anche spolverare un po' di cannella sopra la torta, a piacere.

- Ingredienti:
  - 1 tazza di fiocchi d'avena
  - 1 tazza di farina
  - 3/4 di tazza di zucchero di canna
  - 1/2 cucchiaino di cannella in polvere
  - 2 cucchiai di olio d'oliva
  - 1 (21 once) di ripieno per torta di ciliegie
- Preparazione:
  - Preriscaldare il forno a 375 gradi F (190° C.)
  - In una ciotola media, unire fiocchi d'avena, farina, lo zucchero di canna e cannella.
  - Schiacciare la metà della mistura sul fondo di un piatto per forno quadrato da 9 pollici. Coprire con ripieno per torta di ciliegie. Cospargere la rimanente mistura sopra la torta a riempire.
  - Cuocere in forno preriscaldato per 40 minuti, o fino a quando la superficie è dorata. Servire caldo.
- Valori nutrizionali: Calorie 321, Grassi: 11, Carboidrati: 53, Proteine: 3, Sodio: 91

# ALTRI TITOLI DELL'AUTORE

70 Effective Meal Recipes to Prevent and Solve Being Overweight: Burn Fat Fast by Using Proper Dieting and Smart Nutrition

By

Joe Correa CSN


48 Acne Solving Meal Recipes: The Fast and Natural Path to Fixing Your Acne Problems in Less Than 10 Days!

By

Joe Correa CSN


41 Alzheimer's Preventing Meal Recipes: Reduce or Eliminate Your Alzheimer's Condition in 30 Days or Less!

By

Joe Correa CSN


70 Effective Breast Cancer Meal Recipes: Prevent and Fight Breast Cancer with Smart Nutrition and Powerful Foods

By

Joe Correa CSN

www.ingramcontent.com/pod-product-compliance
Lightning Source LLC
Chambersburg PA
CBHW062151020426
42334CB00020B/2567